Docteur Jean PLANQUES

DE L'ISOLEMENT

DANS LE

TRAITEMENT DE L'HYSTÉRIE

ET DE

QUELQUES AUTRES MALADIES

TOULOUSE

IMPRIMERIE SAINT - CYPRIEN

27, ALLÉES DE GARONNE, 27

—

1895

Te 64

DE L'ISOLEMENT

DANS LE

TRAITEMENT DE L'HYSTÉRIE

ET DE

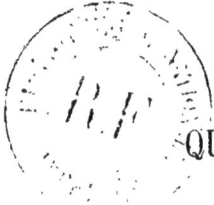

QUELQUES AUTRES MALADIES

PAR

Jean PLANQUES

DOCTEUR EN MÉDECINE

TOULOUSE

IMPRIMERIE SAINT-CYPRIEN

27, ALLÉES DE GARONNE, 27

—

1895

A M. LE Dr E. NOGUÈS

DIRECTEUR

De la Maison de santé hydrothérapique de Toulouse.

A MON PRÉSIDENT DE THÈSE

M. LE PROFESSEUR CAUBET

CHEVALIER DE LA LÉGION D'HONNEUR

INTRODUCTION

Nous avons entrepris ce travail sous l'inspiration de M. le docteur Emile Noguès, directeur de la maison de santé d'hydrothérapie de Toulouse, dont nous avons eu l'honneur et le bonheur d'être l'élève pendant près de deux ans. Il nous a suffi, pour le mener à bonne fin, de nous rappeler et de mettre à profit les fréquentes causeries et les longs entretiens dont l'isolement a été entre nous le sujet. Aucun livre, aucun article de longue haleine n'existe (1), — du moins à notre connaissance, — sur ce mode de traitement des névroses. Les auteurs l'indiquent et le préconisent, mais ne donnent pas la façon de le pratiquer. Nous avons pensé qu'il y avait là une lacune, et nous avons essayé de la combler dans la mesure de nos forces.

(1) Le dernier livre de M. Gilles de la Tourette n'avait pas encore paru quand nous écrivions ces lignes.

PLAN

Notre travail sera divisé en trois parties principales.

La première comprendra l'Historique de l'Isolement appliqué au traitement des névroses.

Dans la seconde, après avoir donné la définition de l'isolement, nous indiquerons la façon de le pratiquer. Nous passerons en revue les moyens propres à décider la famille, et, le consentement obtenu, à amener les malades dans la maison de santé ; nous étudierons le traitement qu'ils doivent y suivre et le rôle du médecin ; nous dirons un mot du choix des garde-malades et nous terminerons en expliquant l'action de l'isolement.

Pour la commodité de la description, nous exposerons à dessein, dans ce chapitre, un isolement qui n'est, par bien des points, applicable qu'aux hystériques. Nous verrons ensuite quelles modifications on doit lui faire subir, quand on l'emploie dans d'autres maladies.

L'étude de ces modifications et des maladies qui sont justiciables de l'isolement fera l'objet de notre troisième partie.

Avant d'aborder notre sujet, on nous permettra d'assurer à M. le docteur E. Noguès toute notre reconnaissance. Avec une bonté et une amabilité qui ne se sont jamais démenties, il nous a prodigué ses conseils et son temps, et il a mis sa bibliothèque entière à notre disposition. Nous tenions à l'en remercier publiquement.

Nous avons également une dette de reconnaissance à acquitter envers M. le professeur Caubet, qui nous a fait l'honneur d'accepter la présidence de notre thèse inaugurale. Nous nous souvenons qu'il a été pour nous non seulement le meilleur et le plus bienveillant des maîtres, pendant le cours de nos études médicales, mais aussi, à une certaine époque de ces études, le plus dévoué des médecins. Ni l'élève, ni le malade n'oublieront jamais l'intérêt qui leur a sans cesse été témoigné.

PREMIÈRE PARTIE

Historique.

L'emploi de l'isolement dans le traitement des névroses est de date tout à fait récente. Depuis longtemps on avait songé à opposer à l'hystérie, du moins aux troubles psychiques qui occupent dans cette maladie une si large part, un traitement psychique, mais personne n'en avait cherché dans l'isolement la réalisation la plus simple, la plus sûre et la seule possible. Et pourtant, dès l'année 1564, un auteur du nom de Jean Wier (1), recommande avant toute chose d'isoler les hystériques. « Au reste, dit cet auteur, s'il y a plusieurs ensorcelés ou démoniaques en un lieu, comme ordinairement nous voyons venir cela es-monastères, principalement de filles (comme estant les commodes

---

(1) Jean Wier, *Histoires, disputes et discours des illusions et impostures des diables*, t. II, p. 173, édit. Bourneville.

organes des tromperies de Satan), il faut avant toute chose
qu'elles soient séparées et que chacune d'elles soit envoyée
vers ses parents ou alliés, afin que plus commodément
elles puissent être instruites et guéries, ayant toutefois es-
gard au moyen selon la nécessité de chacune; à ce qu'on
ne les chausse toutes à une même forme comme on dit com-
munément. »

Certes, nous ne voulons pas faire de Jean Wier le pré-
'curseur immédiat de Weir Mitchell et de Charcot, sa méthode est par trop différente de la méthode actuelle ; toutefois, nous ferons remarquer que cet auteur propose très
nettement d'extraire les hystériques du milieu, névropathique le plus souvent, dans lequel ils vivent (c'étaient les
couvents, les monastères au XVIᵉ siècle, ce sera la famille
au XIXᵉ), et qu'il fait de ce déplacement des malades, la
condition essentielle de leur guérison. N'est-on pas forcé
de reconnaître qu'il y avait là une indication fort utile ?
— Malheureusement, les contemporains de Jean Wier et
leurs successeurs ne paraissent guère avoir profité de cette
indication, car il faut arriver jusqu'à notre siècle et même
jusqu'aux années les plus rapprochées de nous, pour retrouver une mention quelconque sur ce mode de traitement.

Ce n'est en effet qu'avec Weir Mitchell en Amérique,
Playfair en Angleterre, Burkart en Allemagne, Ball et
Charcot en France, que ce procédé thérapeutique reparaît ;
c'est par eux qu'il est vulgarisé et préconisé contre l'hystérie et la neurasthénie.

Il est difficile et délicat de rechercher et de dire lequel
des auteurs dont nous venons de citer les noms, a le premier appelé l'attention sur l'isolement. Les recherches bi-
bliographiques que nous avons pu faire ne nous ont fourni

à cet égard aucun renseignement précis. Dans le court espace de trois années, de 1880 à 1883, parurent presque simultanément tous les articles ou ouvrages des auteurs en question.

En 1880, dans un article de journal (1) et surtout trois ans plus tard, dans un livre dont le titre est assez original (2), M. Weir Mitchell, de Philadelphie, expose la méthode qui, depuis, porte son nom et qui, en outre de l'isolement, comprend le repos, le gavage, l'électrisation et le massage.

Dans l'esprit de l'auteur américain, l'isolement ne paraît pas avoir été, dès le début du moins, un procédé psychique destiné à soustraire le malade à l'influence de son entourage pour le mettre tout entier sous la dépendance du médecin, mais bien le moyen le plus efficace d'obtenir le repos et la réfection des forces. Cette réfection des forces, c'est là le but unique de M. Weir Mitchell. Nous n'en voulons pour preuve que le titre même de son ouvrage : « Fat and blood and how to make them », dont la traduction littérale signifie : « Graisse et sang, comment on les fait. » Le traitement de M. Weir Mitchell s'adresse évidemment à cette catégorie d'hystériques et de neurasthéniques anémiés, amaigris et qui paraissent avoir besoin de reconstituer leur graisse et leur sang. Il ne vise pas les phénomènes nerveux si fréquents dans la neurasthénie et

---

(1) Weir Mitchell, *Chicago médical Times*, 1880. — Neurasthénie, Hystérie, leur traitement.

(2) Weir Mitchell, *Fat and blood and how to make them, an essay on the treatment of certain forms of Neurasthénia et Hysteria.* — Philadelphie, Lippincot et Cⁱᵉ, 1883.

l'hystérie, mais les troubles graves de nutrition dont ces maladies s'accompagnent dans certains cas. D'ailleurs, l'auteur dit lui-même que sa méthode « a pour but de rappeler les forces chez les personnes affaiblies ; dans ce but, continue-t-il, je combine le repos absolu à l'hyperalimentation devenue possible, grâce à l'exercice passif obtenu par le massage et l'électricité. »

Donc, pour M. Weir Mitchell, le repos, la réfection des forces, voilà le point capital ; l'isolement n'a aucune vertu par lui-même ; ce n'est qu'un moyen, et il est d'une importance secondaire.

A la même époque, M. Playfair (1), en Angleterre, perfectionne la méthode de l'auteur américain et la préconise vivement à son tour. Mais pas plus que son devancier, il ne saisit la puissance morale de ce procédé nouveau de thérapeuthique mentale, l'isolement, et la méthode reste encore le moyen de « refaire du sang et de la graisse ».

Dans l'*Union Médicale* de 1883 (2), un auteur, dont nous ignorons le nom, demande pour les neurasthéniques une cure de repos et non d'oisiveté ; il veut d'un côté régulariser les habitudes des malades en les soumettant à la discipline des établissements hospitaliers et de l'autre il préconise « les distractions et non l'isolement ». Cet auteur

---

(1) Playfair, *Remarques sur le traitement systématique de l'hystérie grave par l'isolement complet. — Brittich medical journal.* Août 1882.

— Playfair, *The systematic treatment of nerve prostation and Hysteria.* — London, Smith Elder et Cⁱᵉ, 1883.

(2) D. C. L., *Des neurasthénies et de leur traitement. — Union médicale de Paris,* 1883.

entend évidemment l'isolement à la façon de MM. Weir Mitchell et Playfair et repousse ce traitement ainsi compris ; mais il ne paraît pas avoir soupçonné tout le parti qu'on pouvait retirer de ce procédé thérapeutique.

L'honneur de cette découverte devait revenir tout entier aux savants français Ball et Charcot (1), qui recommandèrent l'isolement comme le moyen thérapeutique le plus puissant contre l'hystérie et certaines névroses.

Dès ce moment (la leçon de Charcot date de 1883), on isole les malades non plus pour les forcer à un repos, aussi absolu que celui de la méthode américaine, les engraisser et leur refaire le sang lorsqu'ils sont amaigris et anémiés, mais bien pour les extraire de leur milieu habituel, les mettre sous la surveillance directe et incessante du médecin et enfin pour opposer, sans préjudice d'autres variétés de traitement, aux troubles nerveux et psychiques, un traitement psychique.

Depuis cette époque, l'isolement est recommandé par tous les auteurs ; du moins dans les formes graves de l'hystérie. Toutefois les publications sur ce sujet ne sont ni très nombreuses, ni très longues. Nous citerons, en première ligne, les ouvrages et articles où nous avons largement puisé pour notre travail, de MM. Burkart (2), Axenfeld et Hu-

---

(1) Charcot, *De l'isolement dans le traitement de l'hystérie.* — *Leç. sur les maladies du syst. nerveux,* t. III, 17ᵉ leçon, recueillie par M. Gilles de la Tourette.

(2) Burkart, *Zur Behandlung schwerer Formen von Hysterie und Neurasthénie volkman's Sammlung,* 8 oct. 1884.

chard (1), Grasset (2), Pitres (3), Levillain (4), Blocq (5), Rauziers (6), et Gilles de la Tourette (7).

Notre thèse était à peu près terminée et prête à livrer à l'impression lorsque nous avons pu prendre connaissance du remarquable ouvrage de M. le professeur-agrégé Gilles de la Tourette, sur l'Hystérie. Le chapitre que cet auteur distingué consacre à l'isolement est certainement ce qui a paru de plus complet en cette matière. Nous regrettons de n'avoir pu profiter, dès le début de notre travail et comme nous l'aurions désiré, des indications que donne à ce sujet M. Gilles de la Tourette; sous l'influence d'un pareil maître, notre thèse eût été certainement meilleure. Quoiqu'il en soit, nous avons mis à profit quelques-unes de ces indications.

(1) Axenfeld et Huchard, *Traité des Névroses.*

(2) Grasset, *Dictionnaire encyclopédique des Sciences médicales,* article Hystérie. — *Traité des maladies nerveuses.*

(3) Pitres, *Leçons cliniques sur l'Hystérie.*

(4) Levillain, *La Neurasthénie.*

(5) Blocq, *Etudes sur les maladies nerveuses.*

(6) Rauziers, *Neurasthénie, Semaine méd.,* 1893, p. 513.

(7) Gilles de la Tourette, *Traité clinique et thérapeutique de l'Hystérie.*

DEUXIÈME PARTIE

Technique de l'Isolement.

On se ferait une très fausse idée de ce que doit être et de ce qu'est l'isolement, si l'on jugeait de la chose par la signification propre du mot. Il faut bien se garder de croire, avec certains médecins, que ce procédé thérapeutique consiste à extraire les malades de leur milieu habituel, à les enfermer dans un hôpital ou une maison de santé et à les tenir là, dans une réclusion complète, à l'écart de tous leurs semblables. Isolement ne veut pas dire séquestration. Ainsi compris, l'isolement, loin d'être une chose utile dans le traitement des névroses, serait, dans la plupart des cas, chez les hystériques principalement, une chose des plus nuisibles. Ces réserves faites sur sa signification, nous conserverons le mot, puisqu'il est entré dans le langage médical et consacré par l'usage et nous essayerons d'en donner une définition aussi complète que possible.

Définition. — Nous entendons par isolement le procédé thérapeutique qui consiste à extraire les malades de leur milieu habituel et à les placer pendant le temps nécessaire à leur guérison dans une maison de santé, sous la surveillance immédiate et constante du médecin.

Importance de l'Isolement. — La nécessité de l'isolement pour la guérison rapide, réelle de l'hystérie, du moins de l'hystérie grave, est depuis longtemps reconnue. A Charcot revient tout entier l'honneur d'avoir démontré que certaines formes d'hystérie ne pouvaient guérir que par ce traitement.

« Je ne saurais trop insister, dit-il, dans sa leçon sur ce sujet, sur l'importance capitale que j'attache à l'isolement dans le traitement de l'hystérie, où, sans contestation possible, l'élément psychique joue dans la plupart des cas un rôle considérable, quand il n'est pas prédominant. Il y a près de quinze ans que je suis fermement attaché à cette doctrine, et tout ce que j'ai vu depuis quinze ans, tout ce que je vois journellement ne fait que me confirmer de plus en plus dans cette opinion. » Depuis, tous les auteurs reconnaissent volontiers l'importance de ce procédé thérapeutique. « L'isolement, dit M. P. Blocq, est la méthode de choix. » « C'est la pierre angulaire du traitement dit, encore M. Sollier (1). » Et enfin, pour M. Gilles de la Tourette, c'est « le souverain baume de l'hystérie ». M. Brissaud, dans l'article « Hystérie », du *Traité de Médecine* de Charcot et Bouchard, pense qu'on ne doit pas

_____

(1) Sollier, *Revue de Médecine,* 1891, Anorexie hystérique.

restreindre l'application de l'isolement à quelques manifestations seules de l'hystérie, mais qu'il faut, au contraire,
l'étendre à toutes les variétés de la névrose. « Le traitement psychique, dit cet auteur, occupe toujours le premier
rang. Qu'il s'agisse d'une coxalgie hystérique ou d'une
anorexie hystérique, que le malade ait des attaques convulsives ou qu'il soit atteint de spasme glottique, le traitement dans ses grandes lignes n'en reste pas moins le
même. Nous ne craignons pas de le redire, l'isolement
absolu est indiqué dans tous les cas. »

Il n'est possible de pratiquer l'isolement, — un isolement efficace, à résultats certains, — qu'en deux endroits :
à l'hôpital et dans une maison de santé. Il est complètement inutile de l'essayer d'une autre façon. Cette méthode
de traitement, pour être efficace, doit être complète, et elle
ne peut être complète que si elle est pratiquée dans les
endroits que nous indiquons. On doit rejeter, comme complètement illusoires, l'isolement dans une chambre d'hôtel, dans une campagne retirée, toutes ces demi-mesures
enfin que ne manquent jamais de proposer les familles
quand on leur parle d'appliquer ce traitement. En dehors
de l'hôpital et de la maison de santé, l'isolement n'est pas
possible.

Isolement à l'hôpital. — Nous serions presque tenté de
dire qu'il n'est efficace que dans la maison de santé.
En isolant les malades dans un hôpital, on remplit bien la
première indication du traitement qui est d'extraire les
malades du milieu dans lequel ils vivent, mais ce qu'on ne
saurait obtenir, c'est l'action immédiate et si nécessaire du
médecin. Dans une salle d'hôpital, les malades sont la

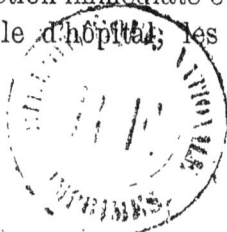

2.

plupart du temps livrés à eux-mêmes ; aucune surveillance directe n'est exercée sur eux ; le médecin chef ne fait qu'une visite écourtée le matin, l'interne de garde doit s'occuper de tous les services, et les sœurs ou infirmières ne remplissent pas et ne peuvent remplir un rôle dont l'exercice demande une éducation spéciale. Le traitement psychique dont l'importance est capitale cependant, est par conséquent très difficile à réaliser. On doit convenir que dans de pareilles conditions, l'inefficacité de l'isolement est, si non certaine, du moins bien à craindre.

Mais alors, dira-t-on, puisque la maison de santé est le seul endroit où l'on puisse isoler les malades avec des chances de succès, les riches seuls pourront guérir, les pauvres seront obligés de rester malades. Il y a malheureusement du vrai dans cette remarque. Le prix d'entretien dans les maisons de santé, forcément élevé, n'est à la portée que de certaines fortunes. Les pauvres, qui pourtant payent un si large tribut aux maladies nerveuses, ne peuvent disposer de ce moyen de guérison. Pour remédier à cet état de choses, nous réclamerions, avec M. le professeur Grasset, la création d'asiles spéciaux, analogues par leur organisation aux asiles d'aliénés, ayant à leur tête un médecin affecté spécialement à ce service, qui serait placé là pour un temps déterminé et dont on exigerait le séjour et l'habitation dans l'intérieur de l'asile. On dira peut-être que l'importance de cette création n'est pas en rapport avec l'importance et le nombre des affections à traiter. Nous ne sommes pas de cet avis. On verra dans le cours de ce travail que les maladies justiciables du traitement que l'on donnerait dans ces asiles sont plus nombreuses qu'on ne le croit généralement. On pourrait encore affecter, dans les asiles d'aliénés départementaux, un pavillon isolé au traitement des névroses.

Ces remarques étant faites, nous reconnaitrons volontiers qu'on obtient dans les hôpitaux certains succès. Nous tenons de notre maître, M. le professeur agrégé Morel, (voir Observation I), la relation de deux cas de chorée rythmique hystérique chez deux enfants qu'il a soignés et guéris dans son service de l'Hôtel-Dieu en les séparant l'un de l'autre et en les empêchant de se voir. Nous ne saurions donc prétendre que certaines affections nerveuses ne guérissent pas dans les hôpitaux, mais nous soutenons qu'elles guérissent rarement.

Isolement dans les maisons de santé. — Il n'en est pas de même dans les maisons de santé. C'est là que l'isolement, pratiqué ainsi que nous allons l'indiquer, donne les plus merveilleux résultats et acquiert toute la valeur d'un traitement efficace.

Nous supposons l'isolement reconnu nécessaire par le médecin. Comment ce dernier va-t-il s'y prendre pour décider les parents d'une malade — nous disons d'une malade, car il ne s'agit la plupart du temps que d'une jeune fille, l'éloignement d'un garçon ne souffrant aucune objection — à se séparer de leur enfant? C'est là, dans la pratique, une bien grosse difficulté, car on aura à lutter contre les préjugés et la sentimentalité de la famille. Aux premiers mots du médecin, conseillant une pareille mesure, la mère va pousser les hauts cris, dire qu'on lui propose un traitement barbare et refuser catégoriquement. Il ne faudra pas se laisser intimider par ce premier refus et, sachant qu'on ne triomphera pas du premier coup, on devra s'apprêter à réfuter toutes les objections qu'opposera la tendresse maternelle. « On perdra quelquefois des clients, si l'on insiste, dit M. le professeur Grasset, mais c'est là le petit côté de la question et un médecin honnête ne saurait se laisser guider par une pareille considération. »

D'ailleurs, ces objections sont toujours les mêmes ou à peu près.

La *première*, l'inévitable, est que la jeune fille n'étant jamais sortie même pour quelques jours, du sein de sa famille, et ayant constamment besoin des mille petites services de sa mère, ne pourra vivre loin d'elle en aucune façon.

Eh bien ! au risque de les blesser dans leur amour-propre maternel, nous dirons aux mères qu'elles se trompent grossièrement. Une jeune fille est abandonnée dans une maison de santé ; au moment de la séparation définitive et du départ de la mère, une grande crise de larmes éclate ; cela dure une demi-heure, une heure ; et quelque temps après la jeune fille ne pense plus à sa famille, du moins ses larmes sont taries et la gaieté est revenue. Pour si surprenant que cela paraisse, dans la plupart des cas les choses se passent ainsi. Voyons ce que dit, à ce sujet, Charcot, dans ses *Leçons du mardi :*

« Savez-vous combien de temps les jeunes filles bien élevées pleurent leur mère, lorsqu'elles les quittent ? J'ai pris des notes. Il y en a qui ne les pleurent pas du tout : c'est comme cela ; d'autres les pleurent une heure ; prenons la moyenne si vous voulez ; c'est une demi-heure : cela n'est pas beaucoup. »

Nous avons souvent entendu faire la même remarque à M. le Dr Noguès. Toutes les malades qu'il a eues dans sa maison de santé se sont séparées de leur famille avec une étonnante facilité.

Une seule fois, il a vu la contrariété qui suivit la séparation persister une demi-journée. Il s'agissait d'une jeune fille, orpheline, vivant avec un oncle, qui était d'une extrême faiblesse à son égard.

A son entrée dans l'établissement, cette jeune fille fit une scène très violente, invectivant presque grossièrement son oncle et toutes les personnes qui l'entouraient et menaçant, si on ne la laissait sortir, de se porter aux pires extrémités. On dut, pour la réduire au silence, lui montrer la camisole de force. L'oncle partit navré, pensant bien être obligé de la retirer dès le lendemain. Le lendemain, au contraire, la jeune fille devenue douce, tranquille et presque gaie, demandait à le voir, lui faisait des excuses et consentait à rester dans la maison. Sa mauvaise humeur avait duré une demi-journée. Voilà les cas les plus difficiles ; on avouera qu'ils ne le sont pas trop. L'isolement étonne les hystériques, plus qu'il ne les attriste. Cela est peut-être dû à l'affaiblissement de leur volonté, à cette aboulie qui est un des stigmates mentaux les plus habituels de la névrose.

La *seconde objection* que font volontiers les familles, est celle-ci :

« Nous ne pouvons, disent les parents, consentir à mettre notre enfant dans telle maison de santé ; ce serait lui donner nous-mêmes un brevet de folie ; car le monde ignore le but de cette maison ; pour lui, toutes les maisons de santé sont des asiles d'aliénés ; on dira que notre fille est folle et cela nuira à son établissement. » L'objection ne laisse pas d'être quelque peu embarrassante. Il y a encore des gens, en effet, qui ignorent l'existence d'établissements destinés aux maladies nerveuses et pour l'intelligence bornée ou la méchanceté desquels tous les isolés sont des aliénés. On doit passer outre cependant et aller au-devant de la critique. On se gardera de cacher que la jeune fille est dans une maison de santé, on le dira, au contraire, hautement, mais l'on dira aussi qu'elle y est pour y guérir d'une maladie nerveuse, ce qui n'a rien à voir avec la folie. D'ailleurs, la santé de l'enfant doit passer avant toute autre considération, et si elle exige un traitement de ce genre, on doit s'y résoudre franchement et se moquer de la critique.

On *objectera, en troisième lieu*, les familles étant parfaitement au courant de ces choses-là, que les phénomènes nerveux, d'une hystérique par exemple, loin de s'amender par l'isolement, ne peuvent que s'accroître. La contagion, l'imitation sont à craindre et il est très dangereux pour une personne nerveuse de vivre en compagnie d'autres personnes nerveuses. Et d'ailleurs, Charcot n'a-t-il pas dit que « deux hystéries qui se rencontrent ne font que s'accentuer? » Nous reconnaîtrions volontiers toute la justesse et la valeur de ces objections, si elles étaient dirigées contre l'isolement incomplet et d'où l'action du médecin est bannie, mais elles tombent d'elles-mêmes en face de l'isolement bien compris. Sans doute, le milieu d'une maison de santé est un milieu névropathique, sans doute les malades sont exposés à une contagion réciproque, mais la présence constante du médecin, son action morale considérable compensent largement tous ces désavantages. Et si par hasard cette contagion tant redoutée venait à se produire, le médecin est encore là pour y remédier et l'arrêter en pratiquant un isolement plus sévère et même complet si cela devenait nécessaire. Dans ces conditions, aucune aggravation de la maladie n'est à redouter.

Ce sont-là à peu près toutes les objections, ou du moins les objections les plus importantes que la famille ne manque jamais de faire au médecin. Et lorsque celui-ci les aura réfutées, les parents ne se tiendront pas encore pour battus ; ils affirmeront qu'ils vont se montrer très sévères, que leur faiblesse va disparaître et qu'ils soigneront ainsi leur enfant chez eux ; ils proposeront aussi des moyens termes : le séjour de la malade à la campagne, dans une chambre d'hôtel, et s'ils acceptent la maison de santé, ils demanderont la présence auprès de la jeune fille de quelque vieille servante qui lui prodiguera ses soins accoutumés. Il faut être très ferme dans cette circonstance et ne jamais accepter de pareilles conditions. On dira franchement et hardiment aux parents que leur société est un milieu essentiellement malsain pour leur enfant, eux-mêmes (c'est de beaucoup le cas le plus fréquent) étant presque toujours des névropathes. D'ailleurs, à la suite des habitudes prises, ils ne sauraient avoir sur la malade aucune autorité. La famille, avec ses faiblesses, la pitié qu'elle prodigue au malade, sa compassion bruyante est un excellent milieu de culture pour la maladie. On tâchera enfin de leur faire entendre que tout essai d'isolement ailleurs que dans un établissement spécial, sera forcément infructueux et qu'il y aurait grand intérêt pour leur fille, à ne pas perdre, en se soumettant à un traitement illusoire, un temps précieux pour sa guérison.

Nous avons insisté à dessein sur toutes les considérations qui précèdent, quoiqu'elles soient pour ainsi dire d'ordre extra-médical, parce que nous savons qu'il est très difficile, dans la pratique, de convaincre sur ce point les familles et même quelques médecins et de les amener à consentir au traitement qu'on leur propose. Ce qui est difficile n'est pourtant point impossible ; et les parents finissent par céder quand on y met l'obstination voulue et surtout lorsque toutes les médications essayées sont restées infructueuses.

En règle générale, et par ce qu'on vient de lire on en sera convaincu, on cherche à décider les parents sans se préoccuper du consentement de la malade. Il est des cas où les rôles doivent être intervertis : pour décider la famille on emploiera la jeune fille. Cela est rare, mais cela est. Le médecin, surtout le médecin neuropathologiste, qui doit être avant toute chose un fin psychologue, étudiera attentivement le caractère des malades qu'il est appelé à soigner ; il connaîtra ce caractère dans les moindres détails et il emploiera, vers le but qu'il se propose, telle disposition d'esprit, tel penchant, telle qualité, telle passion qu'il aura découverts. Nous connaissons l'histoire d'une jeune fille dont la famille n'avait jamais voulu consentir à se séparer. M. le Dr Noguès qui la soignait avait remarqué chez elle une coquetterie très développée. Comme les parents demeuraient inflexibles, il eut l'idée d'exploiter ce léger défaut. Il promit pour cela à la jeune fille, si toutefois elle voulait bien consentir à quitter sa famille, la disparition à bref délai, d'une légère déviation de la taille et d'une éruption à peine marquée de la face, dont elle était pourtant très vivement affectée. La malade, très hésitante au début, finit par se décider et imposa presque à ses parents ahuris son abandon dans l'établissement. Nous reconnaissons que c'est là un cas exceptionnel ; mais nous voulions prouver, en citant cet exemple, qu'en pareille matière, il n'y a pas de règles fixes et que le médecin, pour atteindre son but, doit modifier sa manière de faire suivant les circonstances et suivant les caractères.

Une fois le consentement de la famille obtenu et l'isolement décidé, doit-on avertir la jeune fille qu'on va la placer dans un établissement et se séparer complètement d'elle ? Non, en règle générale ; car le médecin pourra profiter de la surprise qu'elle aura de se voir ainsi abandonnée aux mains d'étrangers. « Le fait seul, dit M. le professeur Pitres (1), d'avoir obtenu l'isolement, constitue une sorte de victoire morale qui place l'hystérique sous la domination exclusive du médecin. Celui-ci n'a plus qu'à profiter de ce premier succès en faisant suivre avec une rigoureuse exactitude le traitement qui lui paraît indiqué. »

Au moment de la séparation, une scène de cris et de larmes est inévitable. C'est un moment difficile pour les parents. Il faut bien les prévenir qu'ils devront, à cette occasion, se montrer très fermes, insensibles aux dernières prières de leur enfant et très résolus à le quitter complètement et pendant tout le temps voulu. Il dépendra de l'habileté du médecin de couper court et le plus vite possible à ces effusions dernières qui ne peuvent qu'être préjudiciables à la malade.

Comme nous l'avons déjà vu, cette douleur, ou plutôt cet ennui (car les hystériques ne souffrent pas longtemps

---

(1) Pitres. *Leçons cliniques sur l'hystérie*, t. II, p. 60.

de rester seules, elles en sont vexées seulement), cet ennui
disparaît et la jeune fille s'habitue très rapidement à son
nouveau genre de vie. La même qui, la veille, avait eu
une crise épouvantable de larmes, écrit dès le lendemain
à sa famille pour lui demander toutes les choses nécessaires à son séjour dans l'établissement.

Qualités que doit posséder le médecin. — Son rôle. —
Traitement moral.

« Le médecin, dit M. Gilles de la Tourette (1), ne peut
acquérir les qualités nécessaires pour soigner les hystériques, que dans la fréquentation répétée de ces malades :
on ne devient bon aliéniste qu'en vivant avec les aliénés.
Elle lui permettra de juger d'un coup d'œil le sujet qui se
présentera à son observation en même temps quelle lui
fournira, par l'expérience acquise, les moyens d'apprécier
la gravité de la manifestation actuelle et l'opportunité des
moyens curatifs à lui opposer. C'est cette science de sa
maladie, vite reconnue par l'hystérique chez son interlocu-
teur qui donne au médecin l'autorité morale indispensable
pour triompher d'accidents psychiques de cette nature. »
Cette autorité morale fait souvent défaut au médecin
ordinaire de la famille, car « sa patience s'use au contact
de cette mentale, fatigante, obsédante, et la confiance s'en

(1) Gilles de la Tourette. *Traité clinique et thérapeutique de
l'hystérie.* Vol. III, p. 480.

va ». « Le médecin consultant, poursuit M. de Gilles de
la Tourette, est en bien meilleure posture que le médecin
ordinaire qui fait appel à son expérience. L'hystérique qui
sollicite ses conseils est déjà favorablement influencée :
elle a fait d'elle-même, en réclamant ses soins, un pas vers
sa guérison. Son médecin habituel l'envoie vers un con-
frère, qui, lui a-t-il affirmé, a guéri déjà bien d'autres malades du même ordre et plus gravement atteints : il a fait
naître sa confiance, et c'est cette confiance qu'il appartient au
médecin consultant, non seulement de conserver, si elle lui
est acquise, mais encore de développer, d'entretenir par sa
façon d'être, par sa manière d'agir, car elle va faire toute
sa force. De la première entrevue dépend souvent le succès de la cure ; du premier examen doit naître la confiance
que le médecin devra toujours inspirer, sous peine de cou-
rir à un échec certain. »

« L'observation clinique démontre, dit M. le professeur
Pitres, que pour qu'un hystérique guérisse, il est bon qu'il
soit convaincu de sa curabilité et de l'efficacité absolue des
moyens employés pour obtenir sa guérison. Avant d'en-
treprendre un traitement quelconque, le médecin devra
donc s'attacher à placer son malade dans les conditions
morales les plus favorables à sa cure. Il s'efforcera de ga-
gner sa confiance, il lui donnera l'assurance formelle que
le mal dont il souffre n'a aucune gravité ; que les symptô-
mes de ce mal sont vulgaires, banals ; qu'ils disparaîtront
sûrement dans un bref délai. » Ce premier point du traitement a une importance considérable et l'on ne saurait
continuer utilement de soigner le malade si l'on n'a son
absolue confiance. « On devra, dit M. le professeur Gras-

set (1), tenir compte du tempérament particulièrement impressionnable des hystériques ; on se gardera bien de traiter leur maux d'imaginaires, on en reconnaitra volontiers l'existence, mais on n'abondera jamais complètement dans le sens de leurs plaintes ; on les engagera au contraire à réagir et on les y aidera par tous les moyens. » Si l'on est bon, il faut bien se garder d'être faible. Aucun traitement ne pourrait réussir, si l'on ne montrait de la fermeté. On réprimandera sans faiblesse l'hystérique qui aura manqué à quelque devoir ; la réprimande sera sévère, mais toujours faite de façon froide et digne et l'on ne manifestera jamais aucune colère. On ne craindra pas, dans les cas de fautes dûment constatées, de montrer à l'égard des malades une assez grande sévérité : la férule, morale s'entend, ne déplaît pas aux hystériques. Nous avons connu une jeune fille, dont chaque incartade était sévèrement punie, qui remerciait quelque temps après son médecin de l'avoir traitée ainsi et l'appelait en riant : le dompteur. Le médecin d'une maison de santé à qui sont confiés la garde et le traitement d'hystériques, devra donc allier la douceur à une grande fermeté et posséder, comme on l'a dit très justement, « une main de fer gantée de velours ».

Après avoir étudié fort attentivement le caractère des malades qui entrent dans la maison de santé, on cherchera avec non moins d'attention à connaître la cause occasionnelle de leur maladie. C'est là une tâche délicate, mais qu'on arrivera assez aisément à remplir avec un peu de douceur et d'habitude. Dans aucun cas on ne doit négli-

(1) Grasset. *Dictionnaire encyclopédique des sciences médicales*. Art. Hystérie.

ger pareille recherche ; nous pensons même qu'il faut y attacher une grande importance. Dès l'entrée donc de la malade, — s'il s'agit d'un garçon, la chose sera toute simple, les confidences étant bien plus faciles à provoquer chez lui, — après avoir gagné son entière confiance, après s'en être fait une amie et lui avoir promis la discrétion la plus absolue, on tâchera de la mettre dans la voie des aveux. On le fera habilement, afin de faire croire, s'il est possible, à la malade qu'on a deviné son histoire et de lui imposer par une perspicacité à laquelle rien ne saurait échapper. « Si le médecin, dit M. Gilles de la Tourette, est le premier à découvrir certaines choses, c'est déjà un pas de fait dans la confiance de la malade qui sent qu'elle a devant elle quelqu'un qui la connaît. »

La plupart du temps, il s'agit d'une amourette, sans conséquence nous le reconnaissons, mais qui aura suffi souvent à provoquer la maladie. Une jeune fille a rencontré dans la rue, à la promenade, dans une soirée, un garçon dont la tournure lui a plu et qui l'aura peut-être regardée distraitement une fois ; et sans connaître les sentiments du jeune homme à son égard, sans connaître ni sa position, ni souvent son nom, quelquefois même sans espoir de le revoir, elle en est devenue éperdument amoureuse. Il n'en faut pas plus à une hystérique pour bâtir un roman et se plonger dans des rêveries sans fin.

Alors, si le terrain est propice, l'hystérie pourra fort bien se développer. Il est inutile, dans ces occasions, d'interroger la mère qui vous affirmera toujours et de bonne foi, que sa fille est la plus pure et la plus chaste des jeunes filles. Mieux vaut s'adresser directement à la malade, les hystériques ne confiant pas leurs amourettes à leurs parents. Cela est si vrai que lorsqu'on aura obtenu des aveux catégoriques et que, comme il est du devoir du médecin, on les transmettra à la mère, en lui faisant toutefois promettre de garder le secret, celle-ci, stupéfaite, répondra presque toujours et naïvement :

« Mais, docteur, je n'avais pourtant jamais quitté ma fille un seul instant. »

Dans d'autres cas, on n'aura plus à incriminer quelque histoire d'amour, mais la perte d'un membre aimé de la famille, un revers de fortune, un changement grave dans la situation sociale, une forte émotion.

« Si le sujet a conscience de son obsession, dit M. Brissaud, s'il s'agit d'un de ces cas fréquents où une émotion banale, une frayeur, ont marqué le début des accidents, si le médecin a pu inspirer confiance, la tâche est facile. Le malade est resté sous une impression désagréable, terrifiante, il ne peut chasser de son esprit le souvenir de la scène pénible à laquelle il s'est trouvé mêlé. De temps à autre ses souvenirs prennent une intensité extrême et une manifestation hystérique éclate brusquement. Souvent alors le malade rappelle par ses attitudes, par ses gestes, par ses cris, les causes qui ont été l'origine de l'accident. » On devra donc rechercher la cause occasionnelle de la maladie, et cette cause une fois découverte, quelle qu'elle soit, s'efforcer d'en détruire les effets pernicieux. On fera voir à l'amoureuse l'inanité de son amour, le danger dont il menace sa réputation et même sa santé, et peu à peu on l'amènera à l'oublier complètement. On agira de même façon envers les autres hystériques. Mais les moyens devront varier toutefois avec le caractère, le tempéramment, les sentiments des malades. A telle hystérique qui sera pieuse, par exemple, on fera valoir sagement, car il faut éviter à tout prix de tomber dans le mysticisme — le remède serait alors pire que le mal, — et suivant les besoins, les consolations ou les prescriptions de la religion.

A telle autre, dont la piété ne sera pas la vertu dominante, on lui prouvera que sa conduite n'est pas du tout en rapport avec son intérêt, sa situation dans le monde, celle de ses parents, qu'elle risque de porter atteinte au nom qu'elle porte. A toutes, on leur promettra une prompte guérison si elles suivent docilement tous les conseils et accomplissent régulièrement toutes les prescriptions. En un mot, on fera de la suggestion à l'état de veille.

Doit-on, ainsi que l'indiquent certains auteurs, faire entrevoir aux malades, comme récompense, leur prochaine sortie de l'établissement et se servir de ce moyen comme moyen thérapeutique ? Il est des cas où cela peut et doit être fait. Ce sont ceux où les malades se voient à regret dans la maison de santé. Il en est d'autres, et nous pensons avec M. le Dr Noguès que ce sont les plus nombreux, où l'on doit se garder d'employer un pareil moyen. Il n'est pas rare, en effet, de voir des malades qui se plaisent dans un établissement et qui n'en sortent qu'avec une certaine tristesse ; et il n'est pas impossible que ces malades établissent dans leur esprit entre leur isolement et leur état de santé une relation telle que l'isolement étant terminé, leur santé redevienne mauvaise. M. le Dr Noguès a vu souvent, pour sa part, des hystériques lui manifester la crainte de tomber malades à nouveau en quittant l'établissement et il a dû plusieurs fois les engager à réagir contre une pareille crainte.

Nous sommes heureux de retrouver la même idée exprimée dans le nouveau livre de M. Gilles de la Tourette (1) et de nous appuyer sur l'autorité de cet auteur : « Si l'entrée brusque du sujet, dit ce distingué élève de M. Charcot, dans le milieu de l'établissement hydrothérapique est constamment favorable, il n'en est pas toujours de même du brusque retour dans le cercle familial ou ordinaire, pour les raisons que nous avons apprises à connaître. Il faudra, dans certains cas, s'efforcer de trouver une transition à ce retour, et pour ce faire, on se guidera sur les circonstances, en considérant les conditions inhérentes à chaque cas particulier. »

Il est une autre disposition d'esprit, fort curieuse, des hystériques que le médecin fera bien de connaître et dont il se servira encore pour arriver au but unique du traitement : la guérison. Nous voulons parler des sentiments spéciaux, de l'attachement extraordinaire qu'ont les hystériques pour celui qui les soigne. Celui-ci n'est plus, à leurs yeux, un homme ordinaire. « Pour lui, dit M. Pierre Janet (2), elles sont résolues à tout faire, car elles semblent avoir pris une fois pour toutes la résolution de lui obéir aveuglément ; elles pensent à lui continuellement et elles règlent toute leur conduite d'après cette pensée. Mais, en revanche, elles se montrent extrêmement exigeantes ; elles veulent que leur médecin soit tout à elles, ne s'occupe d'aucune autre personne, vienne les voir à chaque instant, demeure longtemps avec elles et prenne à cœur leurs moindres oc-

_____

(1) Gilles de la Tourette, *loc, cit.*

(2) Pierre Janet. Etat mental des hystériques. Stigmates mentaux. p. 158.

cupations. » Cet attachement se produit généralement aussitôt qu'on s'occupe d'elles, mais il prend bien plus d'intensité, si on les soumet aux procédés du somnambulisme et
de la suggestion. Il peut être dû parfois à un besoin éroti-
que des malades ; cependant nous ne croyons pas que ce
soit là la règle ; d'ailleurs les hystériques mâles présentent
la même passion pour leur médecin. Il y a là plutôt « un
sentiment pathologique des plus curieux ». Quoiqu'il en
soit, cette passion existe et c'est au médecin à s'en servir
pour acquérir, si possible, plus d'ascendant sur son malade
et rendre son esprit plus malléable encore. Il doit être toutefois d'une grande prudence, car sa situation vis-à-vis de
ses malades est extrêmement délicate, et, disons le mot, pé-
rilleuse. Aussi ne permettra-t-il jamais l'aveu de pareils
sentiments ; il laissera au contraire croire à la malade qu'il
les ignore.

Occupations des malades. — Il nous reste à voir maintenant si on doit occuper les malades pendant leur séjour
dans la maison de santé et, si on le doit, quelles occupations il faut leur imposer. On se souviendra pour cette
partie du traitement, des paroles d'Hippocrate : « Lorsque
le corps est en repos, l'âme est en mouvement ; » et l'on se
gardera de laisser les malades oisifs pendant un temps
trop long. « Il faut que leur activité se dépense en travaux
manuels (ce seront des travaux d'aiguilles pour les jeunes
filles), en occupations diverses, en promenades fréquentes
au grand air et à la campagne » (Huchard). On proscrira
la vie oisive et contemplative, où se complaisent beaucoup
d'hystériques, la solitude, les émotions et l'on interdira la

lecture de certains livres, de certaines poésies, car on n'oubliera pas, si l'on nous permet de modifier ainsi les paroles de Tissot « que la jeune fille qui a des vapeurs à vingt ans, a dû lire des romans à quinze ».

On ne tolèrera que des livres sérieux, d'où toute sentimentalité sera bannie, des livres d'histoire par exemple, qu'on fera parcourir aux malades et qu'on les forcera de résumer, pour s'assurer que la lecture en a été faite. Même pour les ouvrages de musique on fera une sélection et on ne permettra jamais l'exécution de cette musique douce, voluptueuse, dont parle J.-J. Rousseau et qui « par des inflexions vives, accentuées et pour ainsi dire parlantes, exprime toutes les passions ».

Rapports des malades entre eux et avec leurs parents. — Les rapports des hystériques entre eux seront de la part du médecin l'objet d'une constante surveillance. Les malades vivront en commun. Aussi veillera-t-on à ne jamais froisser leur amour-propre, en ayant ouvertement pour tel malade des prévenances qu'on n'aurait pas pour tel autre, à ne jamais prendre parti pour l'un au dépend de l'autre. Enfin, par une surveillance de tous les instants soit directe, soit des garde-malades, le médecin évitera que la contagion, ce seul inconvénient des maisons de santé, puisse se produire. A la moindre alerte, on isolera aussitôt le malade de façon complète et on le traitera selon les indications voulues en pareille circonstance. La contagion n'est pas à craindre si la surveillance est bien faite.

En général, on interdira toute relation du malade avec sa famille pendant les trois premières semaines qui suivront son entrée dans l'établissement. Au bout de ce temps là seulement on pourra permettre quelques lettres des parents, mais on aura soin de prévenir ces derniers qu'ils ne doivent jamais annoncer, à leur enfant, sous quelque prétexte que ce soit, des nouvelles de nature à les impressionner vivement ; quelques visites seront également tolérées ; elles auront toujours lieu en présence du médecin. Enfin on ne laissera une hystérique sortir définitivement de l'établissement, que lorsque les stigmates auront disparus.

Choix et rôle des garde-malades. — Le médecin aura beaucoup de peine à prendre et à conserver son empire sur la malade s'il n'a autour de lui des aides intelligentes, dévouées, qui lui faciliteront la tâche et le suppléeront dans certains petits détails du traitement. Le choix des garde-malades est une chose d'extrême importance. Il devra se porter sur des femmes d'un certain âge, pas trop âgées cependant, exemptes de toute tare névropathique (c'est là évidemment une condition indispensable), assez robustes, d'une moralité au-dessus de toute critique, d'un esprit droit, bon mais ferme et d'une intelligence au moins égale si non supérieure à celle de la malade dont elles auront la surveillance. On s'expliquera très bien, sans que nous insistions, la nécessité de toutes ces conditions ; nous ne parlerons que de la dernière dont l'intérêt pourrait passer inaperçu. Il est indispensable qu'une garde-malade ait une certaine autorité morale sur la jeune fille qui lui est confiée. L'existence de cette autorité morale suppose, du côté de la garde, toutes les qualités que nous avons énumérées plus haut : le respect, du côté de la jeune fille. Si celle-ci est plus instruite, plus intelligente que celle-là, la pauvre garde sujette à faire des fautes de langage que sa malade remarquera et dont elle se moquera ouvertement, ne sera plus respectée ; il lui sera impossible d'acquérir une autorité quelconque.

Le rôle des aides sera considérable. « Une main bienveillante, mais ferme, dit Charcot, beaucoup de calme et de patience sont ici des conditions indispensables. »

La garde devra se trouver constamment avec sa malade ; elle l'accompagnera à la douche, à la promenade, à table, et couchera dans sa chambre. Pour porter ses fruits, la surveillance doit être complète et de tous les instants. Chaque soir, la garde fera au médecin un rapport exact des faits et gestes de sa malade.

Où doit-on recruter un personnel dont on exige tant de qualités ? Est-ce dans l'élément civil, est-ce parmi les religieuses ? Nous n'hésitons pas à dire qu'on ne trouvera de bonnes garde-malades que parmi ces dernières. Quelle que soit la religion que l'on professe, quelle que soit l'opinion que l'on puisse avoir sur l'utilité ou l'inopportunité de la laïcisation dans les hôpitaux, on doit convenir qu'au point de vue où nous nous plaçons et pour la fin à laquelle nous les destinons, les religieuses feront d'excellentes garde-malades. Que demande une famille, lorsqu'elle confie son enfant à un médecin ? N'est-elle pas en droit d'exiger, et avec juste raison, que cette jeune fille qui, pour la première fois, abandonne la maison, soit entourée de personnes d'une moralité au-dessus de tout soupçon ?

On nous dira qu'il ne manque pas d'honnêtes femmes remplissant toutes ces conditions. Nous n'en disconvenons point ; mais nous pensons que, toutes choses égales d'ailleurs, dans la plupart des cas, les sœurs les rempliront

encore mieux, car, à leur vertu native, se joint perpétuel-
lement la crainte de déshonorer l'Ordre entier auquel elles
appartiennent.

Action de l'isolement. — Nous devons maintenant nous
demander de quelle façon agit l'isolement. Nous allons
tenter quelques explications à cet égard. On a vu, par la
lecture de tout ce qui précède et par sa définition même,
que ce procédé thérapeutique comprend deux points prin-
cipaux : l'éloignement des malades du sein de leur famille
et leur isolement dans une maison de santé. En enlevant
les hystériques de leur milieu habituel, on supprime certaines conditions propres à la culture de leur névrose et,
en les isolant, on réalise des conditions particulières et de
nature à combattre précisément la déviation psychique
fondamentale qui caractérise leur affection. On peut donc
dire que l'isolement agit ainsi de deux façons : d'une façon
passive et d'une façon active. Pour le démontrer, il nous
suffira de rappeler, avec M. P. Blocq (1), d'un côté, quels
sont les attributs du milieu auquel on soustrait la malade,
et de l'autre, qnels sont les caractères de la perversion
mentale du malade lui-même.

Le milieu dans lequel est né et a grandi l'hystérique
offre, en général, pour lui, de graves inconvénients et
même un grand nombre de défauts. Le plus souvent, il
s'agit d'une famille de névrophates et rien n'est alors

---

(1) P. Blocq : *Etudes sur les maladies nerveuses.* — Nous nous
sommes largement inspiré, pour notre chapitre, des idées de
M. P. Blocq.

plus pernicieux pour l'enfant, que le séjour dans un pareil milieu.

Même lorsqu'il n'est est pas ainsi, il arrive qu'on témoigne à cet enfant une affection et une sollicitude intempestives qui ne font qu'augmenter les accidents pathologiques dont il souffre. On fait preuve à son égard d'une faiblesse dont il profitera pour devenir un maître absolu ; on manifeste ouvertement devant lui les craintes exagérées que cause sa santé. Et ces attentions continuelles, ces inquiétudes irréfléchies, se repercutant en quelque sorte sur l'esprit malléable de l'hystérique, entretiennent et exagèrent même son trouble mental.

« En ce qui concerne l'hystérique lui-même, dit M. P. Blocq, ce trouble mental consiste psychologiquement, ainsi que l'a bien montré M. Pierre Janet, en un affaiblissement de la faculté de synthèse psychologique en une sorte de rétrécissement du champ de la conscience. C'est de là que dérivent non seulement la plupart des manifestations somatiques (anesthésies, paralysies), mais encore l'importance excessive acquise par toutes les idées qui, ne pénétrant pas dans ce champ restreint, règnent sans contrôle, soit la suggestibilité. Il en résulte que, tant qu'il vit dans ce milieu que nous venons de décrire, le malade se ressent inconsciemment des angoisses qu'il y fait naître. Il n'y a pas à douter même que cette inquiétude de l'entourage formulée porfois en termes couverts ou d'une façon plus ou moins précise, ne puisse provoquer par suggestion l'éclosion des désordres corrélatifs. »

On le voit, si on enlève le malade du milieu névrophatique ou non, mais toujours pernicieux dans lequel il vit, on éloigne du même coup certaines causes, sinon de l'existence, du moins de la persistance et de l'aggravation même de la maladie. C'est là ce que nous avons appelé l'effet passif du traitement.

Pour bien comprendre le second effet, l'effet actif, il est nécessaire de connaître à fond le caractère des hystériques. D'après M. Pierre Janet (1), les divers troubles de la sensibilité, les amnésies, l'aboulie, le doute, tous ces accidents qui constituent pour la plus grande part le fonds hystérique, sont dus à une faiblesse de l'attention ou mieux à un état de distraction perpétuelle. Ces malades sont des distraits ; ils ont de l'aprosexie (de α, privatif, et de προσεχειν, s'attacher à être attentif). De plus, ce sont des rétrécis-mentaux. Le champ de leur conscience, très restreint, est « rempli tout entier par une seule sensation relative-ment simple, un seul souvenir, un petit groupe d'images motrices et ne peut plus en contenir d'autres en même temps ». L'isolement aura pour résultat de corriger en partie cette déviation pathologique qui caractérise l'état mental du sujet, de restreindre la dispersion de l'atten-tion, de diminuer en un mot la distraction et enfin de subs-tituer à l'auto-suggestion l'idée de guérison, en donnant au malade une impression qui effacera l'idée prédominante antérieurement acquise. Tel est le deuxième effet de l'iso-lement.

(1) Pierre Janet, *État mental des hystériques. Les accidents mentaux.*

OBSERVATIONS

Nous aurions pu, à l'appui de notre thèse, citer un bien plus grand nombre d'observations. Mais la nécessité de l'isolement n'est plus à démontrer aujourd'hui. D'ailleurs, le but de notre travail était surtout d'indiquer et de décrire la technique de ce procédé thérapeutique.

OBSERVATION PREMIÈRE

(Due à l'obligeance de M. le professeur agrégé MOREL.)

Cas de chorée rhythmique hystérique chez deux sœurs.— Guérison par l'isolement à l'hôpital et la séparation des enfants.

En juin 1892, entrent à l'Hôtel-Dieu, dans notre service, à la salle Sainte-Marie, deux sœurs, deux filles de la campagne, dont l'une est âgée de 10 ans et l'autre de 12. Elles sont toutes deux atteintes, depuis six mois au moins, de **chorée rythmique**.

L'affection semble s'être développée sans aucune cause appréciable. La mère ne paraît pas nerveuse. Les enfants n'ont eu ni émotions, ni choc traumatique. Elles ont tous les jours un très grand nombre de crises, qui, d'après les renseignements que nous avons pu recueillir, ressemblent absolument à celles qu'on a observées antérieurement. Au milieu de ses jeux, tout à coup, sans aucun accident prodromique, l'enfant devient pâle, sa face se convulse, les yeux se portent en haut, la tête se dévie légèrement d'un côté ou d'un autre. Bientôt la petite malade pousse un cri, une sorte d'inspiration sifflante et perd connaissance. Immédiatement après, commencent les mouvements choréiques. Suivant les crises, ils sont très variables. Tantôt ce sont des mouvements d'extension et de flexion du tronc, tantôt des salutations répétées ; beaucoup plus souvent, c'est la chorée malléatoire qu'on observe : l'enfant imite les mouvements du forgeron. D'autrefois, les mouvements se passent du côté des membres inférieurs. — L'accès dure quelques minutes à peine. Brusquement, l'enfant reprend connaissance et rien ne reste plus de l'accès qui vient d'avoir lieu — Nous avons observé les mêmes accidents chez les deux sœurs. A leur entrée dans la salle, elles furent placées dans deux lits voisins. Nous avons remarqué, un grand nombre de fois, une vingtaine au moins, que lorsque la crise commençait chez l'une des deux sœurs, l'autre se tournait de son côté, la regardait, puis, tout à coup, poussait un cri, perdait connaissance et présentait alors des mouvements choréiques absolument analogues à ceux de sa sœur. Les accès commençaient tantôt par la sœur aînée, tantôt par la plus jeune. Les mouvements variaient avec la crise, mais étaient toujours les mêmes pendant la durée d'une crise. — Nous pûmes ainsi les observer pendant 3 jours. — A ce moment, nous séparâmes les enfants par un paravent placé entre les deux lits et les empêchant par conséquent de se voir. Dans la journée qui suivit la séparation, chacune des fillettes n'eût que deux crises, et, à partir de ce moment, les crises ne se reproduisirent plus. Deux jours après, on enleva le paravent, la guérison persista. Au bout de quelques jours d'observation, et comme aucune crise n'était plus survenue, on rendit aux parents les deux sœurs, qui semblaient parfaitement guéries.

La recherche des stigmates hystériques ne nous a donné aucun résultat; nous n'avons trouvé qu'un peu d'ovaralgie.

OBSERVATION II

(De M. Charcot. — Résumée.)

Contracture des muscles de la face chez une hystérique.
— Guérison par l'isolement.

Jeune fille israélite, 15 ans, non réglée, se présente à la Salpêtrière, 1887; un an auparavant, a eu, sans cause connue, sans douleur, un spasme de l'orbiculaire droit; est sujette à des crises nerveuses, avec rires, pleurs, cris; vient de Saint-Pétersbourg. Quand on enlève un coussinet qu'elle porte toujours sur l'œil droit, il se produit une contraction des muscles de la face à droite; alors, distorsion affreuse et fixe des traits du visage. Peut-être un peu de simulation. On l'isole le 27 mai. Le 26 juillet de la même année, il ne restait que le blépharospasme. Encore quelques attaques pourtant.

OBSERVATION III

(De M. CHARCOT. — Résumée.)

Hystérie mâle guérie par l'isolement.

Jeune garçon israélite, 13 ans; parents en bonne santé; père très impressionnable, nerveux. Le malade est petit, pâle; a des douleurs de tête depuis cinq mois, très intenses le soir; est sujet à des attaques convulsives; point sensible sur le vertex. Pendant les périodes intercalaires a des attaques; hémianalgésie du côté droit; insensibilité à la piqûre, au froid, à la faradisation. Le goût, l'odorat, l'ouïe, sont affaiblis de ce côté. N'a pas la sensation de boule. On place l'enfant dans une maison de santé. Le père, inquiet, malgré la défense qu'on lui avait faite, vient rôder tous les jours, à la même heure, autour de l'établissement, interrogeant les personnes qui sortent sur la santé de son fils. Un mois passe, pas du tout d'amélioration. On semonce le père et on lui défend de venir encore auprès de l'établissement. Celui-ci écoute enfin et disparaît complètement. Quatre ou cinq jours après, les attaques étaient modifiées; au bout de quinze jours, elles ne reparaissaient plus, et, un mois après son entrée, l'enfant était guéri.

OBSERVATION IV

(De M. Solier. — Résumée.)

Anorexie grave guérie par l'isolement.

Jeune fille, 17 ans, père et oncle « cerveaux brûlés », mère débile, n'a jamais été malade jusqu'à 7 ans. Depuis cette époque, vomit avec la plus grande facilité; réglée à 12 ans et demi; embarras gastrique à 14; à 16 ans, vomissements de bile d'abord, de matières alimentaires ensuite; au commencement de sa 17me année, a l'influenza; à la suite de cette maladie, elle ne sent plus sa faim et refuse de manger; ne prend alors que du lait et du champagne. Elle a, quelques jours après, une grande attaque d'hystérie; les sensations de faim et de soif sont abolies, la miction est troublée, elle a de l'incontinence, de l'amnésie, des cauchemars, des peurs nocturnes, des hallucinations de la rue. Elle fait des scènes continuelles à sa mère, qui est devenue son esclave, elle a tous les caprices et toutes les exigences imaginables, qu'on s'empresse, du reste, de satisfaire.

L'isolement est alors pratiqué dans une maison de santé, le 10 juin 1890. La malade a 1m72 et ne pèse que 58 livres. Etat cachectique. Corps squelettique. Elle mange un beef-teack le jour de son entrée. Elle sort complètement guérie le 25 octobre. Son poids est de 89 livres. Dans 4 mois et demi elle avait gagné 31 livres.

OBSERVATION V

(De M. Solier. — Résumée.)

Anorexie hystérique guérie par l'isolement-

Mlle X..., 28 ans, pas d'antécédents héréditaires connus ; est sujette à des céphalées depuis l'âge de 6 ans. Elle s'est « toujours ennuyée ». Pendant sa jeunesse était somnambule nocturne. A 7 ans, fièvre typhoïde ; à 15 ans, crises hystériques, attaques de catalepsie, anorexie passagère ; a usé alors d'injections de morphine dont elle a gardé l'habitude. En ce moment : attaques convulsives très fréquentes ; spasmes œsophagiens à la moindre ingestion d'aliments, soit solides, soit liquides ; paraplégie assez marquée à droite ; anorexie complète depuis 4 mois sans vomissements. Amaigrissement considérable.

Entre dans une maison de santé le 18 mai 1890. Elle est dans un état de maigreur extrême ; son poids n'est que de 59 livres. Elle peut à peine se soutenir et tombe dans un état cataleptoïde dès qu'on la remue. Elle sort de l'établissement le 18 janvier 1891, ne conservant plus qu'un peu de parésie passagère de la jambe droite. Elle pèse 95 livres, soit 36 de plus qu'à l'entrée. Son état s'est bien maintenu depuis cette époque.

OBSERVATION VI

(De M. Solier. — Résumée.)

Anorexie hystérique guérie par l'isolement.

Mlle X..., 23 ans. Père et oncle très nerveux. — A 13 ans, fièvre typhoïde ; réglée à 15 ans ; toujours bien réglée depuis ; à 16 ans, elle est prise subitement de gastralgie sans cause connue ; accès de gastralgie tous les deux ou trois mois pendant deux ans. Pleurésie (?) à 19 ans, à la suite de laquelle les règles sont supprimées pendant neuf mois ; a eu alors plusieurs crises de nerfs ; des maux de tête continuels ; de la perte d'appétit ; des soubresauts nerveux pour la moindre cause. A 22 ans, à la suite d'une vive contrariété, elle est prise d'une céphalée intense, avec torpeur intellectuelle et est obligée de s'aliter ; garde le lit depuis. Alors, douleur en casque intolérable ; attaques caractérisées par des battements des paupières avec rotation en haut et en dedans du globe de l'œil, secousses toniques dans les membres supérieurs, arcs de cercle, etc. La malade ne prend que du lait en très petite quantité avec un biberon. On la fait manger et dormir par suggestions hypnotiques. Quelques temps après, à la suite d'une contrariété, elle commence à vomir sans effort.

Elle entre dans l'établissement de M. Solier le 20 juin 1390. Elle n'est pas très amaigrie, mais ne peut ni marcher, ni presque remuer. Dès qu'elle est entrée, elle commence à manger. Le 27 juin elle se levait et marchait toute seule. Le 2 août, elle sortit de l'établissement en parfait état. L'appétit est excellent.

OBSERVATION VII

(De M. le Dr Noguès. — Résumée.)

Anorexie hystérique guérie par l'Isolement.

Mlle X... 18 ans. — Hémianesthésie sensitivo-sensorielle; point hystérogène sous-mammaire; ovaralgie. — Est atteinte depuis 7 mois d'anorexie; elle ne mange chaque jour que deux œufs et boit du jus de pruneaux.

Entre dans l'établissement du Dr Noguès. Elle est dans un état de maigreur squelettique. — Elle se décide à manger peu après son entrée; 15 jours après, elle mangeait de bon appétit. — Son état s'est conservé bon depuis lors.

OBSERVATION VIII

(De M. le Dr Noguès. — Résumée.)

Paraplegie hystérique chez un jeune garçon. — Guérison par l'Isolement.

Jeune garçon, 13 ans, mère nerveuse; père nerveux et diabétique. — Est adressé à M. Noguès par M. le professeur

André. Il a eu deux ans auparavant une coxalgie, d'origine hystérique selon toute apparence, — Des accès de toux. — Actuellement présente de la paraplégie. — De l'hyperesthésie exquise des membres inférieurs ; hyperesthésie s'arrêtant au niveau des fausses côtes ; des bruits laryngiens qui ne cessent que pendant le sommeil ; le malade pousse des heu, heu, continuels ; est sujet à des crises convulsives.

Est isolé dans la maison de santé du Dʳ Nógnès. Pas d'amélioration pendant les quinze premiers jours. Au bout de ce temps, brusquement, le malade se lève un matin, disant qu'il ne souffre plus et se met à marcher. Il reste encore 3 mois ; les bruits laryngiens disparaissent, et il sort guéri. Il reprend ses études, qu'il n'avait d'ailleurs par trop interrompues, car, tout en étant malade, il continuait à travailler sur son lit. 7 ou 8 mois après sa sortie de l'établissement, il est repris de bruits laryngiens. Il entre de nouveau chez M. Noguès. Au bout de quinze jours, les bruits laryngiens disparaissent et aussi les crises convulsives quelque temps après.

OBSERVATION IX

(De M. le Dʳ Noguès. — Résumée.)

Contracture hystérique guérie par l'isolement.

Mˡˡᵉ X..., 30 ans, hérédité nerveuse chargée ; stigmates hystériques nombreux ; hémiplégie gauche ; hémianesthésie gauche; pied-bot hystérique; contracture de la jambe gauche.

Est isolée dans la maison de santé de M. Noguès. La guérison se fait quelque peu attendre. La paralysie disparaît au bout de 2 mois ; la contracture au bout de 4.

TROISIÈME PARTIE

Nous venons de décrire à dessein, dans les chapitres qui précèdent, un procédé d'isolement spécial aux hystériques. Nous avons cru devoir agir ainsi, d'abord parce que l'hystérie est une maladie des plus fréquentes et que ce sera le plus souvent à elle qu'on aura l'occasion d'appliquer le traitement dont nous parlons, ensuite parce que cette névrose est celle où l'isolement agit le plus favorablement et le plus sûrement. Nous allons voir maintenant à quelles maladies autres que l'hystérie est applicable l'isolement et montrer que ce procédé thérapeutique modifié, suivant l'affection que l'on veut traiter, dans quelques-uns de ces détails, compte d'assez nombreux succès dans le traitement de la neurasthénie, de la morphinomanie, de la maladie des tics, et doit être le plus souvent recommandé dans toutes ces affections.

Neurasthénie.

M. Weir Mitchell, en 1880 et 1883, est, croyons-nous, le premier qui a préconisé l'isolement contre la neurasthénie. Mais, comme nous l'avons déjà fait remarquer dans notre historique, l'isolement, pour cet auteur, ne constituait pas par lui-même une méthode de traitement; il devait toujours être suivi du repos, du massage, de l'électrisation, du gavage, ensemble de procédés auquel on a donné le nom de Méthode de Weir Mitchell. M. Playfair reprit quelque temps après cette méthode, la perfectionna et la préconisa vivement. Depuis, elle a été appliquée quelquefois avec succès et elle a eu ses partisans comme ses détracteurs.

M. Bouveret, dans son livre sur la *Neurasthénie*, s'en montre très partisan. M. Vigouroux (1), au contraire, dont on ne saurait contester la compétence en pareille matière, pense que « le traitement de M. Weir Mitchell ne peut trouver son emploi que dans des cas très rares et tels qu'il n'en a jamais vus. » Et M. Mathieu (2) croit également « que ce procédé de traitement, pour des raisons multiples, n'est applicable qu'à un nombre de cas assez restreints. » Nous ne nous occuperons pas du traitement complet de Weir Mitchell et, laissant de côté tous les autres procédés que comporte la méthode, nous en distrairons seulement l'isolement et nous nous demanderons s'il est utile dans le traitement de la neurasthénie.

Pour M. Bouveret (3), on doit toujours appliquer l'isolement quelle que soit la forme de la maladie : « car, » dit-il, « il n'a pas de grands inconvénients dans les cas où il n'est pas indispensable. » M. Levillain (4) n'est pas du même

(1) Vigouroux, *de la Neurasthénie*, de Levillain.
(2) Mathieu, *Neurasthénie*.
(3) Rouveret, *De la neurasthénie*.
(4) Levillain, *loco citato*.

avis, mais il reconnaît que l'isolement rend parfois de merveilleux services. » M. Vigouroux, lui, n'en est pas un fervent partisan : « Nous ne l'imposerons pas à un neurasthénique comme une mesure quasi-pénale, mais, selon les circonstances, nous pourrons lui conseiller d'entrer dans un établissement pour mieux assurer soit son repos, soit la régularité de sa cure. Mais nous avons là un avantage de commodité plutôt qu'une indication thérapeutique. » Nous pensons, quant à nous, que l'isolement est, sinon indispensable, du moins utile dans toutes les formes de la neurasthénie. L'isolement « enlèvera le malade à un milieu dans lequel il trouve des complices inconscients de son aberration mentale. D'autre part, dans un milieu nouveau, l'influence du médecin devient plus grande, et le fait même de cette séparation a un effet psychique d'une grande puissance. » Cet effet-là se produira toujours et quelle que soit la forme de la maladie. La forme de la neurasthénie ne doit jamais être une contre-indication à l'emploi de l'isolement ; elle doit seulement modifier les autres parties du traitement. Aux cérébrasthéniques, par exemple, on prescrira la marche, les exercices musculaires, etc. ; aux myélasthéniques, le repos, mais, aux deux catégories, l'isolement.

Traitement moral dans l'isolement. — L'isolement est donc nécessaire à tous les neurasthéniques ; le traitement moral ne l'est pas moins. « Il importe, avant tout, » dit M. le professeur Grasset (1), « que le médecin prenne autorité sur son malade et lui persuade qu'il n'est atteint d'au-

---

(1) Grasset et Rauziers, *Maladies du système nerveux.* 4ᵉ édition.

cune lésion organique, que rien ne s'oppose, dès lors, à
une guérison radicale. Pareille persuasion n'est point difficile à obtenir, car le neurasthénique ne demande qu'à être
rassuré, mais il faut encore tenter de le maintenir. Une
attitude ferme et bienveillante en même temps, l'audition
patiente et apitoyée de quelques-uns des troubles si variés
sur les descriptions desquels l'imagination du neurasthénique n'est jamais en défaut, un examen minutieux de tous
les organes aideront à capter la confiance du sujet. Enfin,
on devra lui imposer la direction, la voie dans laquelle on
maintiendra avec fermeté sa volonté chancelante ; on le
forcera à s'occuper, à vouloir. » Tel devra être le rôle du
médecin. Dans un établissement seulement, ce traitement
aura des chances de succès.

L'isolement enfin aura pour résultat « de rompre définitivement avec les habitudes de tendresse et de sympathies
exagérées, de restaurer la volonté, de relever l'énergie
morale et de rendre le patient capable de supporter sans
fléchir les difficultés et les soucis de la vie commune. »

La façon de pratiquer l'isolement pour traiter la neurasthénie ne diffère pas sensiblement de celle que nous avons
indiquée pour l'hystérie. En général, cependant, l'entrée
dans l'établissement sera plus facile à obtenir. Le séjour
du malade demandera la même surveillance de la part du
médecin, les mêmes soins intelligents de la part des gardes.

Morphinomanie.

« Au sujet du traitement de la morphinomanie, dit M. le Dʳ Oscar Jennings (1), les opinions des auteurs varient sur divers points, mais tous sont d'accord pour reconnaître la nécessité de recourir à la séquestration du malade soit dans un asile, soit dans une maison de santé particulière. » Le même auteur fait, il est vrai, quelques lignes plus loin, des restrictions sur ce mode de traitement, mais admet toutefois la nécessité de cette mesure. Quelle que soit la méthode que l'on veuille employer, qu'on soit partisan de la suppression brusque de la morphine préconisée par Lévinstein, ou de la suppression lente et graduelle, nous pensons avec Ball qu'avant toute chose le médecin qui veut guérir un morphinomane, doit se mettre en mesure de pratiquer l'isolement. D'ailleurs, la suppression brusque est impossible à pratiquer à domicile en dehors des établissements spéciaux, et si l'isolement n'est pas indispensable pour la suppression graduelle, son utilité, même dans ce cas, n'en saurait être douteuse.

« La maison de santé, dit Ball, est presque absolument nécessaire pour préserver le malade contre les tentations violentes qu'il éprouve pendant les premiers jours de la suppression. Il est peu, je dirai plus, il n'est point de volontés assez fermes pour résister à de telles angoisses et

(1) Dʳ Oscar Jennings, *La morphinomanie et son traitement.*

malgré les meilleures intentions du monde, les malades succombent presque toujours à la tentation. Sans doute en attachant à la personne du morphinomane un médecin qui ne le quitte jamais, on peut obvier à ces inconvénients : mais en dehors de l'asile ou de la maison de santé, le médecin n'a presque jamais l'autorité nécessaire pour se faire obéir, comme le savent par une triste expérience, tous ceux qui ont tenté d'arracher un malade à ses habitudes, sans lui infliger les désagréments d'une séquestration forcée. » Le médecin aura donc le devoir de raffermir la volonté du malade, de la soutenir pendant toute la durée du traitement.

« Le changement de milieu, écrit M. le Dr Jennings, est en général indispensable. Il est rare qu'un morphinomane se décide à consulter les médecins sans avoir déjà fait des tentatives de sevrage, plus ou moins sérieuses dans sa famille. Aux moments difficiles, le malade, qui, rempli de bonnes intentions, avait confié sa seringue et ses solutions à la personne qui devait le surveiller, fait valoir toutes sortes de raisons pour avoir un supplément exceptionnel, et s'il ne réussit pas à l'obtenir, en la prenant par les sentiments, il menacera de renoncer à la cure et lui reprochera d'entraver sa guérison par une rigueur déplacée. Il est rare que son entourage ne se laisse pas si non convaincre, du moins vaincre par de si plausibles raisons et ne devienne pas ainsi, à contre-cœur, le complice du malade. Avec des étrangers qu'il n'a pas eu l'habitude de tyranniser, le malade comprendra que toute discussion sera inutile ; et comme le traitement substitutif rendra son malaise tolérable, il se résignera à se passer du supplément. »

L'isolement appliqué aux morphinomanes ne doit pas

être entendu ainsi que nous l'avons décrit à propos de l'hystérie et de la neurasthénie. Ici, isolement doit signifier séquestration. On séparera le morphinomane des autres malades, afin de l'empêcher de se procurer par un moyen quelconque l'objet de ses désirs. On ne lui défendra pas de sortir, mais on s'assurera, avant, qu'il est dans l'impossibilité d'acheter de la morphine. D'ailleurs, le malade sera toujours accompagné d'une garde qui ne devra lui céder dans aucune circonstance.

L'isolement sera encore employé avec des chances de succès dans la maladie des tics.

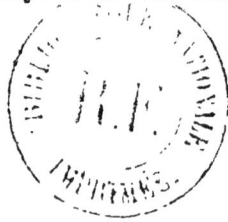

CONCLUSIONS

1° L'isolement est le traitement par excellence de l'hystérie. Il est souvent très utile dans la neurasthénie, la morphinomanie, la maladie des tics.

2° Il ne peut être pratiqué avec profit que dans une maison de santé hydrothérapique ou, à la rigueur, dans un hôpital.

3° Son application exige une technique spéciale et la présence auprès des malades d'un médecin qui connaisse bien leur état mental, et de gardes intelligentes, fermes et douces à la fois.

4° Isolement et traitement psychique sont deux choses inséparables dans la pratique.

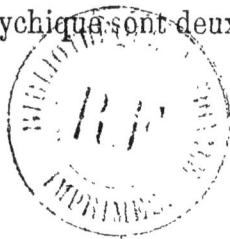

Toulouse, imprimerie Saint-Cyprien, allée de Garonne, 27.

237

www.ingramcontent.com/pod-product-compliance
Lightning Source LLC
Chambersburg PA
CBHW050524210326
41520CB00012B/2431